TRAITEMENT

DES

ANÉVRYSMES EXTERNES

PAR UN NOUVEAU PROCÉDÉ DE COMPRESSION DIRECTE

PAR

Ernest LAPLACE

Docteur en Médecine de la Faculté de Paris
et de la Faculté de l'Université de la Louisiane,
Ancien interne du Charity-Hospital de la Nouvelle-Orléans.

PARIS
G. STEINHEIL, ÉDITEUR
2, RUE CASIMIR-DELAVIGNE 2
1886

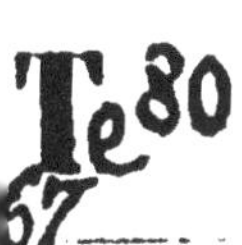

TRAITEMENT

DES

ANÉVRYSMES EXTERNES

PAR UN NOUVEAU PROCÉDÉ DE COMPRESSION DIRECTE

TRAITEMENT

DES

ANÉVRYSMES EXTERNES

PAR UN NOUVEAU PROCÉDÉ DE COMPRESSION DIRECTE

PAR

Ernest LAPLACE

Docteur en Médecine de la Faculté de Paris
et de la Faculté de l'Université de la Louisiane,
Ancien interne du Charity-Hospital de la Nouvelle-Orléans.

PARIS

G. STEINHEIL, ÉDITEUR

2, RUE CASIMIR-DELAVIGNE 2

1886

INTRODUCTION

Les pages suivantes n'ont pas la prétention de discuter à fond les différents modes de traitement des anévrysmes externes. Nous nous sommes proposé la simple exposition d'un système de compression, si facile à exécuter, tellement à la portée de tous, et si efficace que nous espérons voir continuer les succès encourageants que nous ont fournis ses premiers emplois.

Nous nous sommes surtout abstenu de rentrer dans les discussions au sujet de la valeur relative des différentes applications de la compression, persuadé de ne pouvoir rien ajouter aux beaux récits de la chirurgie actuelle, surtout à l'article *Anévrysme* de Barwell dans l'Encyclopédie internationale de chirurgie.

L'appareil qui fait le sujet de cet écrit est si simple, que nous en avons jugé la gravure inutile.

Bien que les anévrysmes externes soient moins fréquents en France, qu'en Amérique ou en Angleterre, nous espérons que lorsque l'occasion se présentera, le chirurgien prudent se fera un devoir, comme il devrait toujours le faire, de donner la préférence à la chirurgie conservatrice, surtout lorsqu'elle n'est pas accompagnée d'inconvénients et que la guérison qui s'ensuit est sûre et permanente.

Et si toutefois l'amélioration n'arrivait pas jusqu'à la guérison, ce traitement aura toujours été autant d'accompli pour favoriser le succès de la ligature ultérieure, selon les procédés en vogue aujourd'hui.

TRAITEMENT

DES

ANÉVRYSMES EXTERNES

PAR UN NOUVEAU PROCÉDÉ DE COMPRESSION DIRECTE

Le traitement des anévrysmes par la compression remonte à une époque très ancienne de la profession, et sans doute a dû se présenter tout naturellement comme un moyen d'empêcher l'accroissement d'un anévrysme par la pression du sang à l'intérieur.

Quoique son origine précise soit perdue dans l'obscurité qui enveloppe les premières époques de la médecine, les auteurs s'accordent à attribuer le premier usage authentique de la compression à Bourdelot, vers la fin du dix-septième siècle. Il se l'appliqua sur lui-même, ayant un anévrysme artério-veineux du pli du coude, résultant d'une piqûre de lancette.

La nouvelle de cette guérison fut tellement répandue, que la compression directe devint immédiatement une méthode reconnue de traitement des anévrysmes externes.

Genga (1), Heister (2), Guattani (3), et autres ont relaté des guérisons produites par la compression directe, et alors elle devint un procédé fort usité; mais évidemment on ne comprenait pas le mécanisme de ces guérisons; et de tels abus suivirent l'application de cette méthode que les résultats devinrent déplorables.

On croyait que pour guérir, il fallait toujours arrêter complétement le cours du sang des vaisseaux endommagés, et alors on se servit d'une si grande force par les différents appareils que la douleur devenait insupportable et le succès impossible (4).

A ce moment apparut l'opération de Hunter, qui obtint des résultats si satisfaisants que la compression directe fut longtemps reléguée à l'oubli, malgré ses grands avantages, si seulement on l'eût exercée avec savoir. Car l'opération de Hunter devait obtenir de suite, par la ligature, les mêmes résultats que l'on cherchait par une compression intense sur la tumeur ou au-dessus pendant un temps indéfini, exposant le malade à d'horribles tourments et à la gangrène du membre.

L'Ecole de Dublin fit faire un grand pas à cette question, lorsqu'elle annonça que pour obtenir les bons effets de la compression, ce n'était pas nécessaire d'arrêter complétement le cours du sang dans le vaisseau, mais

(1) A. Paré. Œuvres complètes, édition, Paris 1840.

(2) Genga (Bernardino). Anatomia chirurgica. In Roma, 1672.

(3) Guattani. De externis Aneurysmatibus. Romae, 1772.

(4) Il y a des cas cependant, dans la science, où la guérison fut obtenue par l'inflammation résultant de l'accolement des parois du sac sous une forte compression.

d'imiter la nature dans la guérison spontanée d'un anévrysme.

Cette base solide qui devrait toujours nous servir dans notre vie professionnelle conduisit Hodgson à reconnaitre comme résultat de ses travaux que la guérison spontanée d'un anévrysme pouvait s'effectuer de deux manières :

1° Par la gangrène de la tumeur;

2° Par les dépôts successifs de couches fibrineuses jusqu'à l'oblitération du sac, avec ou sans oblitération de l'artère voisine (1).

Il ne sera pas ici question de la guérison exceptionnelle et dangereuse par la gangrène de la tumeur. Nous parlerons seulement de la guérison par le dépôt graduel de couches fibrineuses.

Eclairé par cette théorie, on imagina des appareils pour obtenir un dépôt de couches feuilletées de fibrine sans arrêter le cours complet du sang dans l'anévrysme. On obtint de nombreux succès ; mais dans ces mêmes cas, la souffrance produite, contrebalançait presque le bon résultat, et dans d'autres cas le procédé fut inutile ou nuisible comme le prouve le récit suivant, venant d'une telle source, qu'on ne doutera pas de sa valeur.

Sir Astley Cooper essaya la guérison d'un anévrysme poplité par la compression directe, au moyen d'une bande en fer coussiné qu'il plaça sur la face externe de la jambe ; ajustée à la partie inférieure de cette bande était une pelote munie d'une vis, de manière que le chirurgien puisse

(1) Broca. Des anévrysmes. Paris, 1867, p. 152.

comprimer l'artère à volonté. Mais, pour se servir de ses propres mots, « ce fut pis que l'opération ». En quelques instants le malade déclara qu'il préférait se soumettre à la ligature que de souffrir de tels tourments (1).

La compression directe étant la méthode par laquelle la guérison est obtenue avec l'appareil que je dois décrire, je me bornerai à dire quelques mots seulement des différents moyens d'appliquer la compression directe dont on se sert aujourd'hui, et de signaler leurs inconvénients.

Le premier exemple d'un appareil pour faire de la compression sur une artère, fut celui de l'abbé Bourdelot. C'était une plaque d'acier, coussinée de cuir; ceci fut appliqué sur la tumeur anévrysmale située au pli du coude et maintenu par deux courroies. Il porta cet appareil pendant un an; la tumeur diminua graduellement et disparut (2).

On ne trouve aucun autre cas dans les auteurs où l'appareil particulier de Bourdelot soit employé. Depuis cette époque cependant (1693) on se sert de la compression par des appareils qui sont plus ou moins comme ceux d'aujourd'hui, quoique moins perfectionnés comme le fait voir celui d'Astley Cooper mentionné ci-dessus.

Les appareils actuellement en vogue, sont ceux de Tuffnell, Carte, Charrière, Briddon, etc., une description desquels serait fatigante et hors de place ici, car

(1) Cooper's Lectures on Surgery. London, p, 166.
(2) Opérations de Dionis, vol. II, p. 697. Paris, 1773.

on les trouve décrits et représentés dans tous les traités classiques de chirurgie. Il suffira de remarquer qu'ils se ressemblent tous, ayant le même principe; la *compression* par une pelote plus ou moins convexe que l'on visse sur la tumeur, la *contrepression* étant exercée par un coussin en cuir ou autre matériel analogue.

Dans chacun, le degré de compression est réglé par une vis, qui, ne cédant pas, produit une douleur telle qu'elle ne disparait que par les anesthésiques et les opiacés(1).

La compression par l'appareil de Carte est un peu adoucie par une bande de gomme élastique vulcanisée; pour atteindre ce but l'appareil de Charrière contient un ressort d'acier; mais, malgré tout, la douleur reste l'objection principale à leur usage. Ensuite, ils sont souvent un obstacle à la circulation collatérale et veineuse.

Ces reproches, ajoutés à leur coût sont sérieux, et ont certainement plus d'une fois conduit le chirurgien à pratiquer la ligature, malgré la supériorité du traitement par la compression directe, aussi bien à cause de sa valeur intrinsèque que par sa nature conservatrice.

Comme tous les auteurs admettent la supériorité du traitement ayant pour but la formation du caillot actif, je passerai sous silence la compression digitale, la compression par la bande d'Esmarch, la flexion forcée, etc., qui, à part la douleur, qui accompagne leur application cherchent la coagulation *en masse* du sang, ou caillot

(1) On se sert de ces appareils presque exclusivement pour la compression *indirecte*.

passif, ayant l'immense danger de provoquer la suppuration, la gangrène et ses suites.

Quant à la valeur de la ligature par rapport à la compression directe, Erichsen nous dit : « Quoique dans quelques cas, on ne puisse se servir, ni de la ligature ni de la compression, et qu'il faille avoir recours à l'amputation, dans certains autres cas on peut employer la compression, tandis qu'il ne serait pas prudent d'avoir recours à la ligature; mais, dans tous les cas ordinaires, et surtout d'anévrysme poplité, on doit préférer la compression à la ligature, parce qu'elle n'a pas plus d'inconvénients et qu'elle est en même temps une méthode de guérison infiniment plus sûre » (1).

Dans les anévrysmes fusiformes et sacciformes dont la membrane est restée intacte on ne rencontre aucun caillot. Au contraire, dès que la membrane est érodée ou plissée par une compression directe, en un mot dès qu'elle offre une surface rugueuse, on voit sur des points correspondants se déposer des couches de fibrine plus ou moins épaisses. Toutefois, le ralentissement du cours du sang dans le sac anévrysmal, son renouvellement incomplet, sa stagnation même, et *l'irrégularité des parois*, ne sont que les conditions physiologiques de la formation des caillots. Une fois la première couche formée, elle sert d'attrait pour le dépôt de couches successives (2).

Nous ne nous étendrons pas ici dans la discussion, au

(1) Erichsen's. Science and Practice of Surgery. London, 1878.
(2) Richet. Anévrysme, Dictionnaire de Jaccoud.

sujet de la formation primitive ou secondaire des caillots actifs; toujours reste-t-il que ce mode de guérison est entièrement distinct du caillot mou (passif) par coagulation rapide en masse, qui selon les auteurs récents, s'organiserait plus tard. Le sérum et les hématies seraient résorbés, laissant ultérieurement un caillot définitif fibrineux, à l'intérieur du sac (1).

Cette opinion s'appuie sur les trois faits où a été pratiquée l'autopsie d'un sujet traité avec succès, d'un anévrysme par la méthode de Reid (compression par la bande d'Esmarch). Or, prenant ces cas comme types, ce mode de guérison a lieu dans toutes les méthodes qui ont pour but la coagulation subite du sang dans le sac.

La cause *générale* du dépôt de fibrine stratifiée, consiste dans les circonstances susceptibles d'abaisser, de diminuer l'activité circulatoire, au point que le sang dans l'anévrysme soit animé d'un mouvement lent, qui favorise dans de grandes proportions sa formation de caillots (2).

On a attribué cet effet aux maladies débilitantes, la saignée, etc. (3). Nous croyons l'obtenir, partiellement au moins, par le repos complet au lit, et un régime restreint.

Barwell, dans son excellent article sur les Anévrysmes (4), ne dit que peu de chose au sujet de la compression directe. Il cite :

(1) Barwell. Anévrysme, Encyclopédie internationale de chirurgie.

(2) Pathological Transactions, vol. VII, page 201.

(3) Id.

(4) Encyclopédie internationale de chirurgie.

1° Le fait de Ciniselli qui traita avec succès un anévrysme de la carotide par une éponge maintenue par une bande en flanelle roulée autour du cou; la guérison s'ensuivit en 97 jours.

2° Un fait de Brunker, qui guérit un anévrysme poplité par un éponge sèche appliquée sur la tumeur.

3° Un fait de M. Holmes, qui guérit en huit semaines un petit anévrysme sous-clavier, en fixant à l'aide d'un bandage un coussin à air en caoutchouc dans le creux sous-claviculaire.

4° Un fait de Brown, de Boston, qui guérit au bout de six ans un anévrysme fémoral, à l'aide de poids de 10 à 20 livres, pendant que le malade était au lit seulement.

De ces observations, Barwell conclut à la coïncidence de la guérison spontanée plutôt qu'à l'efficacité de la méthode de compression directe. A notre avis, cette opinion ne pourrait être admise. Si la guérison eut lieu dans les cas en question, d'une manière lente mais sûre, c'est qu'elle était produite par le dépôt graduel de fibrine dans le sac. La circulation n'y étant que médiocrement retardée par la compression très imparfaite que l'on appliqua, nous nous croyons en droit d'affirmer que ces guérisons eurent été plus rapides si les moyens de compression employés avaient été plus capables de diminuer le cours du sang dans le sac.

Cette guérison par couches fibrineuses, ne s'accompagne d'aucun des dangers qui résultent de la présence des caillots passifs. La fibrine ne joue pas le rôle d'un corps étranger irritant. Elle se rétracte, elle se condense, elle se résorbe en partie, et presque en totalité en quelques cas. Mais le malade conserve toujours, dans le point où existait autrefois l'anévrysme, une tumeur dure sans pulsations parfaitement inoffensive et compatible avec l'exercice des fonctions de son membre (1).

Le système dont je me suis servi pour appliquer la compression directe afin d'obtenir dans le sac anévrysmal une formation de caillots actif est le suivant.

Mon but était de surmonter les désavantages que l'on rencontre dans les appareils à compression directe actuellement en usage ; c'est-à-dire :

1° La douleur ;

2° La gêne de la circulation, collatérale et veineuse ;

3° La difficulté de régler la compression ;

4° Le coût de l'appareil.

La pelote, dont je me sers, est un morceau de liège carré de l'épaisseur de 3 ou 4 centimètres, variant dans ses dimensions selon la grosseur et la forme de la tumeur anévrysmale. Le liège est creusé et coussiné de manière à encapsuler la tumeur plus ou moins, lui offrant à la fois un maintien complet, doux et résistant.

La pelote ainsi placée sur l'anévrysme, on met le membre en demi-flexion, et une bande en toile ordinaire est appliquée en 8 de chiffre autour de la jointure ayant soin qu'elle couvre bien la pelote, et la maintienne solidement sur la tumeur anévrysmale.

Il est alors évident qu'un mouvement d'extension du membre par le malade augmentera la compression de la tumeur, et qu'un mouvement de flexion diminuera la compression à volonté.

(1) Broca. Des anévrysmes.

Cet avantage le protège en même temps de toute douleur, car malgré le conseil qu'on lui donne, d'exercer sur la tumeur le plus de compression supportable, il peut néanmoins par le moindre mouvement de flexion diminuer ou faire disparaitre la douleur qui pourrait survenir.

Nous avons, dès lors, surmonté les deux plus grands inconvénients des autres appareils, c'est-à-dire, la douleur et le règlement de la compression.

Il faut remarquer que, dans ce système, la gêne à la circulation veineuse et collatérale est beaucoup réduite. Car, tandis que la *compression* est appliquée en totalité sur la tumeur elle-même la *contre-pression*, est répandue par les branches supérieure et inférieure du 8 de chiffre, sur une très large portion de la circonférence du membre, au-dessus et au-dessous de la jointure.

En outre, la flexion du membre relache la bande partout, faisant disparaître toute congestion qui serait survenue.

La simplicité de l'appareil fait que l'on peut se le procurer, ou le fabriquer soi-même partout, à un prix insignifiant.

La pelote décrite ci-dessus est à la fois ferme et légère (1). La cavité qui y est creusée, correspondant à la forme particulière de chaque tumeur anévrysmale, offre une supériorité manifeste sur les pelotes dont on se sert habituellement pour exercer de la compression directe. Celles-ci, par leur forme convexe, tendent à

(1) Si toutefois on ne pouvait se procurer un morceau de liège, un bois léger quelconque ferait aussi bien.

évacuer le sac anévrysmal de son contenu, arrêtant le cours du sang et empêchant le dépôt de fibrine sur les parois.

La pelote creusée, au contraire, retenue par la bande en 8 de chiffre sert de maintien général à la tumeur, par emboitement ; imitant de cette manière ce que nous conseillerait l'instinct én nous faisant saisir l'anévrysme dans la paume de la main en forme de creux.

Ainsi la circulation continue dans la tumeur, quoique très diminuée. Mais l'anévrysme étant graduellement comprimé de toute part, il se produit un amoindrissement de la tumeur qui, par ce fait, devient plissée à son intérieur, offrant des inégalités qui favorisent le dépôt de couches fibrineuses.

A mesure que la tumeur diminue de volume par ce traitement, l'on ajoute des coussinets à la cavité de la pelote afin d'en diminuer les dimensions *pari passu*, avec la diminution de la tumeur. A défaut de petits coussinets plats, on les remplacerait par une couche de ouate, ce qui fait tout aussi bien.

Si elle est appliquée avec soin, la bande en 8 de chiffre tiendra pendant une semaine, surtout ayant pris la précaution de la fixer avec quelques épingles, *ce que l'on devrait toujours faire.* Il serait prudent cependant d'enlever la bande tous les cinq ou six jours afin de constater l'amélioration du cas et l'appliquer de nouveau plus solidement.

Le malade doit garder le lit pendant le cours du traitement, dans le décubitus dorsal, autant que possible. Le régime doit être restreint et privé de stimulants.

Nous avons, par conséquent, résumé ici la méthode exacte qu'emploie la nature pour la guérison spontanée des anévrysmes. Ni dans la guérison spontanée, ni dans le système que nous venons de décrire ne peut-il arriver d'accidents ; pas de douleur, d'inflammation ou de tendance à la récidive (1).

C'est la raison pour laquelle la guérison produite par le dépôt graduel et concentrique de fibrine est tellement plus permanente et effective que celle produite par les différents moyens de former des caillots passifs dans la tumeur.

De ce qui vient d'être dit, l'emploi de la bande en 8 de chiffre se limitant aux articulations, l'usage de notre système se trouve aussi limité aux anévrysmes situés dans le voisinage des articulations. Mais quand on considère que, d'après les statistiques, plus des trois quarts des anévrysmes externes se trouvent au voisinage des articulations, il devient évident que tout progrès dans la voie de leur guérison est d'une importance matérielle.

En plus, j'oserais conseiller, pour les raisons données ci-dessus, qu'une pelote telle que celle que nous avons décrite soit substituée à la pelote convexe employée dans tous les appareils à compression directe, quand il s'agira de traiter des tumeurs anévrysmales dans des localités où la bande en 8 de chiffre ne pourrait être appliquée.

(1) Broca dit que l'on a vu des faits de récidive après la guérison par caillot actif, qui aurait lieu par un décollement de ce caillot avant la guérison complète, mais que ces cas sont très rares. On en compte à peine deux ou trois en tout.

Dans notre système, le danger de rupture du sac est évité, le sac étant maintenu et supporté par la pelote. Et même si cette compression ne réussissait pas, son effet sur la ligature consécutive aura été incontestablement avantageux en diminuant les risques de gangrène, s'offrant de cette manière comme un élément précieux dans un traitement mixte.

Tous les cas que nous avons eu à traiter jusqu'à présent étant des anévrysmes fusiformes ou sacciformes, nous ne pouvons parler du résultat de ce procédé appliqué aux anévrysmes diffus. Nous ne voyons pas cependant de contre-indication à son emploi, dans les cas où la diffusion ne serait pas de trop vaste étendue, modifiant la pelote selon l'exigence du cas.

Ayant ainsi donné une idée générale du nouveau système de compression directe, les observations personnelles suivantes recueillies au Charity Hospital de la Nouvelle-Orléans, donneront une idée plus précise de son application spéciale.

Observation I

Anévrysme poplité.

B. L., âgé de 55 ans; Français, habitant la Nouvelle-Orléans depuis 34 ans; boucher de profession, rhumatisant et alcoolique. Le 2 avril 1883, il alla à la chasse seul, et après six heures de marche, se reposa sur un tronc d'arbre. Etant assis, il sentit subitement une pulsation vive dans le creux poplité gauche où il porta immédiatement la main. Il la disait une « boule » qui battait si fortement que son attention y était toujours portée. A son retour chez lui, il se coucha, croyant, « qu'il s'était foulé la jambe et que cela passerait bientôt ». Chaque jour après les pulsations augmentèrent, ainsi que les dimensions de la tumeur.

Le 18 avril, ne pouvant plus supporter la douleur, il vint à l'hôpital, marchant lentement et avec difficulté à l'aide d'un bâton.

Il fut trouvé porteur d'un anévrysme, faisant saillie de tout le creux poplité gauche. En comprimant fortement la fémorale, les pulsations disparaissaient de la tumeur. Le chirurgien du service, M. le D[r]. G. W. Lewis se disposait à pratiquer la ligature de la fémorale au sommet du triangle de Scarpa, lorsqu'il découvrit que le malade avait les artères en dégénérescence athéromateuse ainsi qu'un souffle bien marqué d'insuffisance mitrale.

Ces faits montraient clairement la contre-indication de la ligature. On pratiqua pendant une demi-heure la flexion forcée, qui fut si pénible que le malade refusa de s'y soumettre plus longtemps. Ce fut alors que j'obtins la permission d'appliquer, pour la première fois, la pelote creusée et la bande en 8 de chiffre, ayant l'idée de lui faire la compression directe d'une façon supportable, et qui atteindrait un résultat satisfaisant.

Un morceau de liège, 11 centimètres carrés et 4 centimètres d'épaisseur, étant creusé et coussiné fut appliqué directement sur la tumeur, de manière à l'encapsuler autant que possible. La jambe étant en demi-flexion une bande en toile ordinaire, 7 ou 8 mètres de long et 4 centimètres de large, fut appliquée en 8 de chiffre autour du membre.

Le malade fut conseillé de varier la compression à volonté selon la douleur qu'il éprouverait, en étendant ou fléchissant un peu le membre, tâchant cependant d'y garder toujours le plus de compression supportable.

Il fit cela fidèlement; « dans mon désir de guérir, disait-il, je fléchis la jambe et je diminue la compression, seulement quand je ressens trop de douleur. »

Le 20 avril. Le malade est satisfait. Pas de douleur; pas de gêne dans la circulation. Température normale.

Le 22. La bande est enlevée. La tumeur qui était au début du traitement de la grosseur d'un œuf d'oie, est plus circonscrite, ayant durci et notablement diminué.

Encouragé par cette amélioration, j'ai appliqué la bande de nouveau faisant les mêmes recommandations au malade.

Le 25. La bande est enlevée; la tumeur a encore diminué; les battements sont moins forts. Le creux de la pelote est coussiné en plus grande épaisseur afin de correspondre plus exactement à la diminution de la tumeur.

Tous les quatre jours après, la bande fut enlevée, offrant une amélioration constante à chaque fois.

Le 22 mai. Aujourd'hui, on sent à peine les battements. La tumeur est très aplatie et dure. Le malade ne souffrant plus est fatigué de garder le lit; il veut absolument s'en retourner chez lui. Il fut recommandé cependant de garder l'appareil encore quelque temps et de ne pas se fatiguer. A partir de ce moment il se servit de la jambe.

Trois semaines après, il revint nous voir à l'hôpital, marchant avec la plus grande facilité. Il n'y avait plus de battements dans la tumeur.

J'ai eu l'occasion de revoir ce malade au bout de six mois, et de constater ce qui lui restait de son anévrysme.

Le 5 novembre. La circonférence du genou, où siégeait l'anévrysme mesure un centimètre de plus que du côté sain. Au fond du creux poplité, on sent un noyau dur, peu mobile dont on ne peut pas bien décrire les dimensions. Il semble se perdre dans les tissus profonds. On sentait parfaitement les pulsations de la pédieuse.

Observation II

Anévrysme huméral.

M. M., Irlandais, journalier, âgé de 35 ans, en traitement dans un service de médecine pour du rhumatisme articulaire chronique.

Au mois de novembre 1882, il s'aperçut d'une tumeur qui battait avec force au pli du coude gauche. Je le vis dans le service de médecine le 20 juillet 1883, et fus invité à le traiter par M. le Dr Bemiss, professeur de clinique médicale.

Je constatai alors une tumeur anévrysmale, de la grosseur d'une noix, la partie inférieure plus nettement définie que le bord supérieur qui était plutôt fusiforme. Il ne pouvait presque plus se servir du bras à cause des battements de la tumeur.

Un morceau de liége carré de 3 centimètres d'épaisseur étant creusé, et préalablement coussiné fut appliqué directement sur la tumeur. Le bras étant mis en demi-flexion une bande en toile, 4 centimètres de large et 4 mètres de long fut appliquée en 8 de chiffre autour de l'articulation, maintenant bien la pelote en position, et la couvrant de toute part.

Ce malade n'eut pas à garder le lit. Il fut conseillé de rester au repos assis et de laisser pendre le bras naturellement, son simple poids étant suffisant pour produire l'extension voulue et maintenir la compression nécessaire; il reposait aussi de temps en temps le coude sur un oreiller, le poids de l'avant-bras faisant l'extension; il ne devait jamais exercer de compression pour arrêter le pouls au poignet.

Le 24 juillet. La bande est enlevée; la tumeur n'est pas tout à fait aussi grosse; elle est beaucoup plus dure que le premier jour.

Le 29, la tumeur est beaucoup plus petite. Elle s'est aplatie et durcie. La pelote est coussinée de nouveau. Le malade n'a pas souffert, autrement que de temps en temps quelques fourmillements aux doigts.

Pendant tout le mois d'août la bande fut enlevée deux fois par semaine. Vers les derniers jours du mois on ne constatait plus de battements dans la tumeur.

Le 3 septembre, après 42 jours de traitement, la tumeur était réduite à la grosseur et la forme d'un haricot, et presque aussi dure, on n'y sentait guère plus de battements que dans l'autre bras.

Le malade quitta l'hôpital et reprit son travail habituel le 10 septembre. Nous ne l'avons plus revu (1).

Observation III

Anévrysme poplité.

M. H., ouvrier, fut admis à l'hôpital le 3 octobre 1884, Il est âgé de 47 ans, eut la syphilis à l'âge de 24 ans. Il y a deux mois, à la suite d'un effort, il sentit une gêne au crèux poplité droit mais n'y porta pas d'attention; ce ne fut que deux semaines après, qu'il commença à s'en inquiéter, la tumeur ayant pris des dimensions considérables, et battant avec violence. C'était un anévrysme du creux poplité de la grosseur d'un œuf de dinde. Il me fût confié pour lui appliquer le système qui avait si bien réussi dans le premier cas.

Une pelote étant spécialement préparée, l'appareil fut appliqué le 5 octobre, et le malade fut recommandé d'étendre la jambe le plus possible, afin d'exercer autant de compression qu'il puisse supporter. Il garda rigoureusement le lit.

9 octobre. L'appareil est enlevé. On constate une

(1) Ces deux premières observations furent publiés dans le « New Orléans Médical and Surgical Journal, » août 1884.

diminution notable dans l'amplitude de la tumeur. Elle a considérablement durci. Les battements sont beaucoup diminués d'intensité. On ajoute un peu de ouate à la cavité de la peloto pour qu'elle corresponde plus exactement à l'amoindrissement de la tumeur. Pas d'œdème ni de douleur dans le membre.

Le 13. Les battements semblent encore un peu diminués; pas de changements appréciables dans les dimensions de la tumeur; elle paraît avoir durci un peu.

Le 20. Les battements sont très faibles.

La tumeur s'est considérablement applatie. Le thrill a entièrement disparu.

1er novembre. Les battements sont presque imperceptibles. La tumeur n'a guère que la moitié de ses premières dimensions. Elle est très dure. Le malade n'éprouve pas de douleur dans le membre. Un très léger œdème du pied.

Le malade est autorisé à se lever et marcher un peu. Il est conseillé de reposer la jambe sur une chaise autant que possible.

Le 17. Les battements ont disparu entièrement. La tumeur est maintenant de la grosseur d'un œuf de pigeon et très dure.

15 décembre. Le malade quitte l'hôpital, guéri. Il portait au siège de son mal, un noyau fusiforme dur, de la grosseur d'une amande. Nous ne l'avons plus revu depuis.

Observation IV

Anévrysme poplité.

J. R., cocher, âgé de 34 ans, alcoolique et syphilitique, entre à l'hôpital le 1er décembre 1884, ayant un anévrysme poplité du côté droit.

Il ne peut pas dire au juste quand l'anévrysme a commencé, cependant il a remarqué son accroissement rapide depuis deux mois. Actuellement l'anévrysme a la grosseur et la forme d'une orange.

M. le Dr Logan, professeur de clinique chirurgicale, dans le service duquel se trouvait ce malade, me pria d'en entreprendre le traitement.

Le thrill est bien marqué; la peau sur la tumeur est luisante et très mince. Le 3 décembre, l'appareil lui fut appliqué pour la première fois.

Le 7 décembre. Le professeur Logan défait la bande pour montrer le cas aux élèves de son service, et en même temps se rendre compte du progrès de son malade. On constata comme dans les autres cas que la tumeur s'était affaissée, durcie, et que les battements avaient diminué. Le thrill persistait.

Le 14. On voit que la tumeur a encore rétrogradé et durci.

Enfin, tous les trois ou quatre jours après, le professeur Logan constatait en enlevant la bande, une rétrogression satisfaisante de la tumeur.

Le 30. Les battements ont complètement disparu ; la tumeur est dure, et très aplatie. Le malade se sentant bien, voulut absolument nous quitter pour passer chez lui les fêtes du 1er de l'an. Il fut conseillé cependant de continuer à porter l'appareil même en marchant.

Nous le vîmes, au moi de mai 1885, quelques jours avant notre départ de la Nouvelle-Orléans. Il portait dans le creux poplité un noyau très dur, de forme irrégulière, difficile à circonscrire, mais dont le volume ne dépassait pas celui d'une grosse noix. Il avait déjà repris son travail depuis un mois.

Observation V

Anévrysme ilio-fémoral.

L'observation suivante est, pour nous, la plus encourageante de toutes, car la gravité du cas mettait la vie du malade dans le plus grand danger.

Il est question d'un homme de 32 ans, syphilitique depuis huit ans. Eut les fièvres intermittentes pendant un an. Le cachexie paludéenne est très marquée. Rate énorme, occupe le tiers de l'abdomen. Foie hypertrophié. Un peu d'œdème des extrémités. Bruit anémique au cœur.

A son travail, il roulait des troncs d'arbres au moyen d'une barre de fer dont il se servait comme levier, et qu'il appuyait contre le pli de l'aine droit. Il s'aperçut un jour qu'il portait une tumeur à l'endroit où pressait toujours le levier. Cette tumeur fit des progrès rapides, et battait si violemment qu'il ne pouvait plus marcher.

Dans cet état, trois mois après s'être aperçu de la tumeur, il rentrait à l'hôpital dans le service du professeur Logan, qui constata un anévrysme sacciforme de la fémorale, s'étendant jusqu'au milieu du triangle de Scarpa en bas, et qui se perdait en haut en une dilatation fusiforme de l'iliaque externe. Ses dimensions exactes étaient de 12 centimètres de long, 7 de large et 5 de hauteur.

Le professeur jugeant toute intervention chirurgicale imprudente, soumit le malade au traitement anti-paludéen, et me pria de tenter mon système de compression, quoique le cas ne fût pas favorable.

Ayant préparé une pelote correspondant autant que possible à la forme de cet anévrysme, et l'ayant préalablement coussinée, la cuisse du malade fut fléchie un peu sur l'abdomen, la pelote fût placée soigneusement sur l'anévrysme; enfin la bande en 8 de chiffre fut posée. Dans le cas particulier elle passait autour du tronc, dans la région lombaire, puis autour de la cuisse de manière que la pelote était bien couverte et maintenue en position au pli de l'aine. Le simple poids de la cuisse suffisait pour exercer toute la compression voulue. A cause des proportions de cette localité la bande mesurait 6 centimètres de large et 12 mètres de long.

La premier jour du traitement, le 5 janvier, il se plaint de douleur dans le siège de la tumeur; douleur qu'il fait disparaître en fléchissant la cuisse sur l'abdomen. J'attribuais cette douleur au fait que dans son désir de suivre nos conseils il exerçait trop de compression.

Le 10. La bande est enlevée. On constate un affaissement notable de la tumeur. Les battements semblent moins prononcés.

Le 15. La tumeur semble s'être encore affaissée. La partie inférieure a notablement durci. La partie supérieure offre peu de changement. La condition générale du malade s'est améliorée.

Le 20. La tumeur n'offre guère de changement. Le malade se plaint de fourmillements dans la jambe.

Le 30. On constate une amélioration notable. La tumeur tout entière s'est aplatie et durcie. Les battements ont diminué d'intensité.

Pendant les mois de février et mars, la tumeur semble avoir été stationnaire, n'offrant que peu d'amélioration; ce fait commençait à me surprendre beaucoup, lorsque j'appris que mon malade, depuis un mois, ne gardait le lit que pendant ma visite le matin.

Le 5 avril, il fut ordonné de garder rigoureusement le lit. A partir de ce moment l'amélioration prit un nouvel élan, et on a pu constater le 17 avril, un durcissement très notab' de la tumeur.

1er ma Les battements sont très faibles dans la tumeur; ils sont plus marqués à la base du triangle dans la dilatation fusiforme.

Le 16 mai, époque de mon départ de la Nouvelle-Orléans, la tumeur est presque plate, très dure et les battements ne peuvent être constatés qu'avec difficulté.

Au mois d'octobre passé, j'ai reçu des nouvelles du malade. On lui avait continué le même traitement après mon départ. Il avait continué à s'améliorer et le 10 juillet il quittait l'hôpital en toute apparence guéri. Il continuait à porter l'appareil qu'il avait appris à s'appliquer lui-même, et qui ne l'empêchait pas de marcher.

Il lui restait un corps fibreux en forme de massue, très dur, de la longueur de cinq centimètres, comme reste de son anévrysme.

La circulation se faisait très bien dans la jambe. Il marchait sans difficulté.

Le retard dans le progrès de la guérison pendant les mois de février et mars causé par la marche et la fatigue du membre, nous démontre que le repos complet au lit est pour beaucoup dans le ralentissement de la circulation générale et facilite matériellement le dépôt de fibrine sous l'influence de la compression.

Anévrysmes de la Carotide.

Pour le traitement d'un anévrysme de la carotide faisant saillie au cou, ayant appliqué la pelote sur la tumeur, on fléchirait la tête un peu sur le sternum, et l'on appliquerait alors la bande en 8 de chiffre autour du cou, croisant la pelote et passant sous l'aisselle autour du dos. Le malade étant dans le décubitus dorsal le poids de la tête produirait la compression voulue.

Anévrysmes axillaires.

Pour le traitement des anévrysmes axillaires, le membre étant mis à angle droit avec le tronc, la bande serait appliquée autour du tronc, croisant la pelote dans l'aisselle et passerait autour de la région deltoïdienne. Le malade serait alors invité de se coucher sur le côté où siège l'anévrysme ; le coude reposant sur un oreiller produirait ainsi la compression par l'abduction exagérée du bras.

CONCLUSIONS

Les conclusions que nous sommes à même de tirer de ce qui précède sont les suivantes :

Les auteurs s'accordent à démontrer que la guérison la plus sûre, la moins dangereuse et la plus permanente d'un anévrysme est celle dans laquelle l'on obtient, par un moyen quelconque le dépôt graduel de fibrine feuilletée dans le sac et, par suite, son oblitération.

Aucun appareil ou méthode de compression qui existe aujourd'hui n'obtient ce résultat ; mais, au contraire, tous produisent une coagulation passive du sang, entraînant les risques d'embolie, de gangrène et de récidive (1). A part ceci, même quand ils réussissent dans leur but, la douleur que provoque leur application, la difficulté de régler la compression, leur coût les rendent encore moins recommandables.

La ligature seule offre des avantages réels lorsqu'elle est pratiquable ; mais si nous considérons les dangers auxquels on expose le malade en lui liant une artère importante, on devrait se sentir disposé de tenter, au moins,

(1) Il est excessivement rare que, par une compression indirecte, ces appareils obtiennent un dépôt de fibrine stratifiée (Barwell).

un procédé innocent et plus conservateur avant d'avoir recours à ce dernier ressort.

Nous proposons donc notre procédé, qui, jusqu'ici, nous a donné des résultats si encourageants; lequel consiste essentiellement en :

1° La pelote creusée et coussinée d'ouate, devant être faite pour chaque anévrysme en particulier, afin de l'encapsuler autant que possible.

2° Plaçant le membre en demi-flexion on met une bande ordinaire, en 8 de chiffre, autour de l'articulation, afin de maintenir la pelote en position et d'exercer la pression. La longueur de la bande varie selon l'emplacement de l'anévrysme; mais doit toujours être plutôt longue que courte ; on la fixe avec des épingles.

3° Le membre étant en demi-flexion, le malade augmente la pression à volonté en fléchissant le membre.

4° On conseille au malade de garder le repos au lit et d'exercer le maximum de compression supportable. Régime restreint, sans stimulants.

5° On comble le creux de la pelote avec de la ouate ou petits coussinets au fur et à mesure que l'anévrysme diminue de volume.

6° Pour s'assurer de la guérison complète, le malade peut continuer le traitement, tout en vaquant à ses occupations (Anévrysmes brachial, fémoral et poplité), longtemps après la guérison apparente.

Si, comme le dit Broca, on doit compter que le malade guérit à partir du moment où, par le dépôt graduel de fibrine dans la tumeur, les battements auront complètement disparu, nous résumerons nos observations ainsi :

Obs. I. — Anév. Poplité.	Guérison en	25 à	30 jours.
Obs. II. — Anév. Brachial.	—	30 à	35	—
Obs. III. — Anév. Poplité.	—	30 à	35	—
Obs. IV. — Anév. Poplité.	—	28 à	33	—
Obs. V. Anév. Ilio-fémoral.	—	150 à	180	—

La guérison est obtenue par le dépôt graduel de fibrine feuilletée, et par suite la rétraction et oblitération du sac ; mode de guérison qui, selon tous les auteurs, est le plus sûr, le plus solide, le moins accompagné de dangers, en un mot celui qui devrait toujours être le rêve du chirurgien.

BIBLIOGRAPHIE

Pour la bibliographie complète ayant rapport au traitement des anévrysmes externes, voir :

1° L'article du professeur Richet dans le Dictionnaire de médecine et de chirurgie pratiques (Jaccoud).

2° L'article du professeur Le Fort dans le Dictionnaire encyclopédique des Sciences médicales (Dechambre).

3° L'article de Barwell dans l'Encyclopédie internationale de chirurgie (Ashurst).

4° Index Catalogue Surgeon General's office Library. Washington, 1881, vol. I. Aneurism.

HAVRE. — IMPRIMERIE DU COMMERCE, 3, RUE DE LA BOURSE.

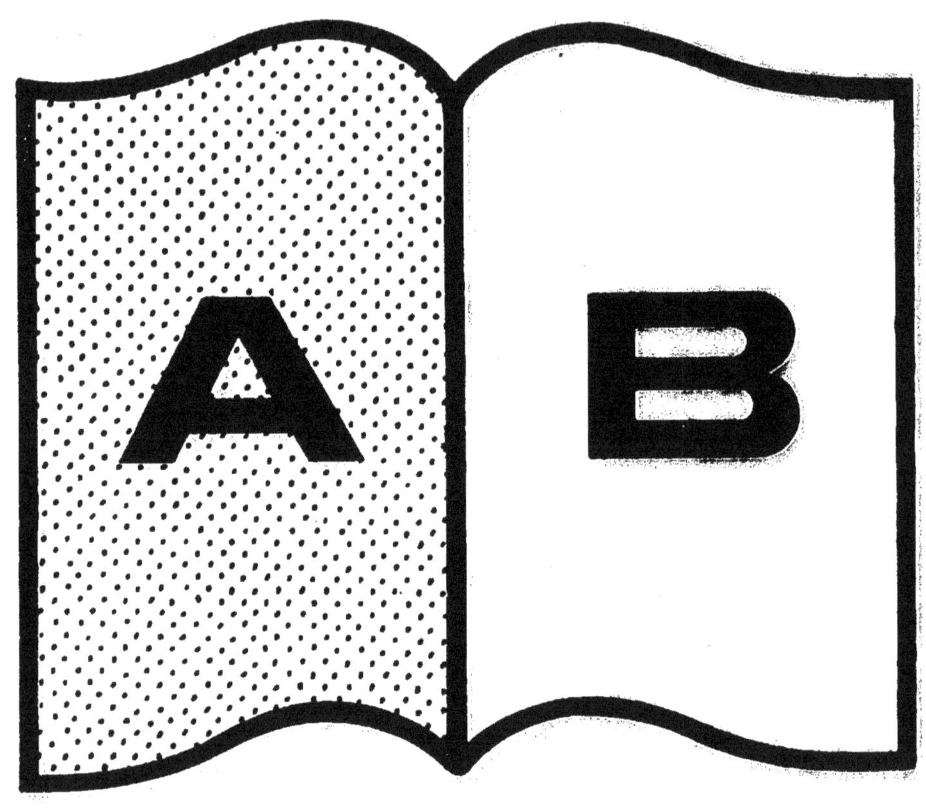

Contraste insuffisant

NF Z 43-120-14

www.ingramcontent.com/pod-product-compliance
Ingram Content Group UK Ltd.
Pitfield, Milton Keynes, MK11 3LW, UK
UKHW012304240726
13966UKWH00004B/1631

9 782013 592024